1871.

—

RELATION

DES

DÉSORDRES ARRIVÉS A ROUEN

1683.

SOCIÉTÉ

DES

BIBLIOPHILES NORMANDS.

—

MINISTÈRE DE L'INSTRUCTION PUBLIQUE.

RELATION

DES DÉSORDRES ARRIVÉS

EN LA VILLE ET FAUBOURGS

DE ROUEN ET LIEUX ADJACENTS

PAR LE TONNERRE, LES VENTS ET LA GRÈLE

LE 25 JUIN 1683

AVEC UNE INTRODUCTION

PAR

LÉON DE DURANVILLE

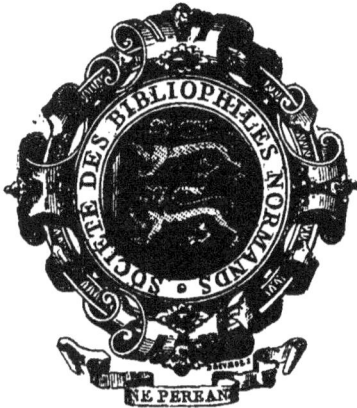

NE PEREAN

ROUEN

IMPRIMERIE DE HENRY BOISSEL

—

M.DCCC.LXXI

INTRODUCTION.

C'est dans l'édition de l'*Histoire de Rouen*, donnée par
Le Lorrain et Amyot, en 1710, qu'il est fait pour la pre-
mière fois mention, mais avec moins de détails que dans
le curieux placard que nous reproduisons, de l'ouragan de
1683.

Les habitants de Rouen venaient de célébrer la fête de
Saint-Jean-Baptiste, et, suivant les usages du bon vieux
temps, s'étaient livrés à maintes démonstrations joyeuses;
les feux avaient brillé sur les places publiques; les danses
avaient eu lieu; les chants traditionnels s'étaient fait en-
tendre dans les rues et dans les demeures, quand le len-
demain 25 juin 1683, l'ouragan se précipita sur la ville
comme un exterminateur furieux.

Alors furent renversées les trois tourelles du portail de
la cathédrale, dont la reconstruction est encore désirée

aujourd'hui. Le curé et les prêtres de Saint-Etienne, petite
église enfermée dans la cathédrale, furent obligés de célébrer ailleurs le service divin. L'abbaye de Saint-Ouen,
l'église des Jésuites, celle de Saint-André-de-la-Ville, de
Saint-Laurent, de Saint-Lô, le clocher de Saint-Vivien,
les couvents d'hommes et de femmes, les plus beaux édifices de la ville, souffrirent considérablement.

L'église de Saint-André-de-la-Ville fut un des monuments les plus endommagés ; la pyramide qui la surmontait
renversa par sa chute la voûte de la nef ; il s'agit du couron-
nement de cette tour qui fait maintenant un des ornements
de la rue Jeanne-d'Arc. La pyramide n'en était pas la
partie la moins remarquable ; son architecture très légère,
évidée à jour, offrait peu de résistance aux assauts de la
tempête. Dans un climat tel que le nôtre, l'architecture
traitée avec délicatesse n'a pas de longues chances de durée,
les rafales ne tardent pas à détruire les détails dont l'ab-
sence fournit aux monuments romans une durée beaucoup
plus longue. Le dessin de cette pyramide existe à Rome,
dans la bibliothèque des Ermites-de-Saint-Augustin. C'est
là qu'un de nos concitoyens, connu par sa passion pour les
édifices de Rouen, en a obtenu une copie qu'il a fait depuis
reproduire par un habile graveur, et dans la notice qu'il
a publiée sur Saint-André-de-la-Ville, il donne la descrip-
tion suivante de la flèche dont la complication offrait
quelque chose d'original : « Cette flèche en pierre, dit-il,

« présentait à son centre un prisme octogonal percé de
« huit grandes baies, à cintres un peu surbaissés, ornées
« de riches fenêtrages à jour; les angles étaient occupés
« par huit contre-forts décorés de chimères et couronnés
« par d'élégantes pyramides enrichies de crochets sur les
« arêtes. De chacun de ces contre-forts, rayonnait un arc-
« boutant orné d'un gracieux réseau de pierre, richement
« ajouré, qui rattachait le prisme central aux pinacles
« couronnant les contre-forts d'angle et les contre-forts
« intermédiaires de la tour. Ces pinacles s'élevaient au
« moins à la moitié de la hauteur totale de la flèche. Le
« prisme central était surmonté d'une pyramide à jour à
« six étages, sur plan octogonal, en forme d'étoile, et cou-
« ronné par un élégant fleuron portant la croix et le coq
« traditionnels. Cette pyramide reposait sur un étage ver-
« tical, également à jour, et formant retraite sur le prisme
« central » (1).

Le désastre était grand, et tandis que le service divin
se célébrait pour les paroissiens de Saint-André dans la
collégiale du Saint-Sépulcre, les ressources du trésor ne
suffisaient pas aux réparations. Il fallut s'ingénier pour
couvrir les frais; mais on ne put refaire la flèche, et, en
1741, on prit le parti de démolir ce qui en restait. L'auteur
de la monographie dont il s'agit parle du bel effet que

_____

(1) *Saint-André-de-la-Ville*, par E. De la Quérière.

produirait la reconstruction de cette flèche ; mais outre
que cela conduirait à une dépense assez inutile, il est dou-
teux qu'elle fût bien placée sur un monument qui a perdu
sa destination primitive.

La flèche en pierre de Saint-Laurent était un élégant
complément de cette tour, commencée en 1490, achevée
en 1501 ; les trésoriers émerveillés l'avaient fait reproduire
dans un précieux travail d'orfévrerie. Les arêtes de la
flèche étaient ornées de crochets, ce qui produit ordi-
nairement un bon effet et détruit ce que les flèches ont
de trop uniforme. Déjà, en 1520, elle avait éprouvé des
dommages, puis, en 1613, elle fut ruinée ; en 1638, une
tempête lui occasionnait encore de nouveaux dégâts. Comme
elle n'était pas évidée à jour, il est possible que le désastre
ne se soit fait sentir qu'aux aiguilles et aux contre-forts
placés à la base. Reconstruite après l'ouragan de 1683,
elle est arrivée jusqu'au xixᵉ siècle, et c'est alors la main
de l'homme qui l'a fait disparaître (1).

Quant à l'église Saint-Gervais, non-seulement le clocher, la couverture et les vitres souffrirent beaucoup, mais
les arbres qui abritaient la demeure des morts furent dé-
racinés, quoiqu'étant d'une extrême grosseur. Le cimetière
de Saint-Gervais se trouvait alors au midi de l'église,
ainsi qu'on peut le voir sur les anciens plans de Rouen,

_____

(1) *Saint-Laurent*, par E. De la Quérière.

et notamment sur le plan gravé par de Fer. Ce fut en 1781
que les inhumations eurent lieu au nord de l'église, sur
le triage de la Croix-Hellet. Remarquons en passant que
les arbres de grande dimension devaient empêcher de voir
l'église du côté de la ville, et c'est à peine si, à travers
leurs branches, on pouvait apercevoir son humble clocher.

La *Relation* parle également de grands dommages éprouvés
par les *Maisons de la Santé*. Il ne s'agit pas de l'Hôtel-Dieu,
qui s'appelait à cette époque le prieuré de la Madeleine,
mais de deux succursales de ce prieuré connues alors sous
les noms de Saint-Louis et de Saint-Roch; on y envoyait
les convalescents afin qu'ils pussent y respirer un air plus
salubre que celui d'une grande ville entourée de fossés,
de murailles, et sillonnée par des rues étroites (1). Il y
eut aussi grand deuil chez les maraîchers de la vallée
de Déville et de cet espace compris entre les rivières de
Robec et d'Aubette, où leurs successeurs se retrouvent
encore, mais probablement en moindre nombre, à cause
de la concurrence qui leur est faite par l'industrie.

Au sujet des malheurs arrivés aux personnes, il semble
y avoir, vers la fin du récit, une contradiction qu'une
lecture attentive fait bientôt disparaître : les morts avaient
été nombreux sur la Seine, tandis qu'il n'y avait eu que
deux ou trois blessés dans la ville et les faubourgs. Enfin,

---

(1) Voir la *Notice historique sur les Hôpitaux de Rouen*, par Legras.

le narrateur termine par un appel à la piété du lecteur :
suivant lui, il fallait voir dans tout cet évènement la main
du Dieu terrible et clément à la fois.

Après avoir ajouté que la plaquette que nous réimprimons
est une feuille petit in-4° devenue très rare, sans titre,
sans indication de lieu, sans date, ne contenant dans aucune
de ses quatre pages le moindre fleuron, la plus simple
lettre ornée, une de ces relations populaires plus ou moins
bien rédigée, plus ou moins bien imprimée, comme on en
vend encore dans nos villes à la suite de tout évènement
tant soit peu extraordinaire, nous semblerions en avoir
fini avec ces préliminaires déjà un peu longs, mais une
communication pleine d'à-propos vient de nous être faite
par un de nos savants confrères, et nous tenons à en enri-
chir notre publication. M. L. de Merval a trouvé, dans un
manuscrit renfermant quelques éphémérides rouennaises,
les mêmes faits de notre *Relation* racontés en d'autres
termes, parfois avec d'importantes variantes ; il nous paraît
intéressant de donner *in extenso* ce naïf et curieux récit,
jusqu'à ce jour tout-à-fait ignoré :

Le 25° juin 1683 viron sur les 8 heures du soir il tomba une si
grande abondance de gresle, et de pluyes mesléed d'un vent si
furieux que l'on croyoit que la ville alast abimer. Les plus beaux
clochers en ont été renversez, entr'autres celuy de St-André dans
la ville qui passoit pour une des merveilles de notre France, les
pierres qui en sont tombées ont enfoncé la voute de l'eglise, brisé

l'orgue, et enfin cette eglise est en un tel etat que jamais elle ne poura s'en relever ; ce desordre n'a pas épargné celuy de St Michel qui etoit fort haut et tout couvert de plomb. Le vent la coupé a moetié et le fit tomber sur une maison qu'il renversa, pour au cors de l'eglise il n'y a pas eu grand chose, celuy de St Laurent fut emporté par le haut et en tombant renversa une voute de l'eglise de sorte que il n'y a point eu d'eglise qui n'en ait eu sa part, leurs vitres et les thuiles et toutes les ardoisses ont été brisées et la grosseur de la gresle enlevoit tout, joints aux vents, aux eclairs et aux tonneres qui formoint tous ensemble des choses à faire trembler les plus hardits. Ils etoint si forts et si fréquents qu'en un quart d'heure i's ont fait pour plus de 3 millions de degast dans la ville, il n'y a point eu une maison exempte de cet orage et jamais on a vu tant de vitres et tant de thuiles dans les rues ; l'eglise cathedrale a bien souffert dans cet ouragan, ses trois petites tours qui faisoient tout l'ornement de son portail, et dont tout le monde connoissoit la beauté, ont été emportez et sont tombez avec une telle violence qu'ils ont enfoncé la voute qui donne sur l'orgue laquelle a été entierement ensevely desous ses ruines, la perte seule de ce lieu est estimée à plus de 200 milles ecus, ce qui fait croire que ce portail ne poura jamais être retably comme auparavant, cette perte afflige tout le monde, et on regrette extremement un si bel ouvrage qu faisoit l'admiration de tous les etrangers. Je ne parle point de l'orgue qui passoit pour le meilleur de France, je laisse à en juger à ceux qui s'y connoissent mieux que moy. On peut s'imaginer ce qu'ont souffert non seulement les maisons et les eglises mais les vaisseaux qui etoint sur le port, les cables se rompirent et sans le pont ou tous ces vaisseaux s'echouerent on croit qu'ils seroient tous coulez à fond. Il n'y eut qu'un bateau de foin et de bois qui se trouvèrent engloutis. Les arbres en ont été déracinez et ceux qui ont le plus souffert ont été les noyers de Saint-Gervais qui ont été presque tous déracinez. Quelqu'uns de la bourse et du cours ont eu le même sort, et mille autres dont on ne peut parler sans horreur. La belle maison du lieu de santé a pour plus de 50 mille francs de perte l'orage venant de ce costé, je n'aurois jamais fait si je voulois tout descrire, je finis pour dire que ce mois a été fort malheureux et qu'arriva plusieurs desordre ce même jour sur les six heures du matin un nommé Adé marchand de meule tua son oncle et tira sur un autre qu'il manqua par bonheur. Le 14 du même mois 3 personnes s'etant batues à l'épée proche la rue du petit salut il y en eut 2 de tuez et comme on les eût portez au baillage pour être mis sous un petit cachot qui est sous les degrez par ou on monte pour aler chez M. d'ogueville, la quantité du monde qui se trouva desus ces degrez enfonça les marches et renversa le petit murs de sorte que par ce renversement plusieurs personnes furent bien blessez et 2 ou 3 de tuez. Le 8e de ce dit mois le carosse qui part de Rouen pour Paris fut volé par quattre hommes au sortir de Magny, ces voleurs ont été punis. Mr de Besançon docteur de Sorbonne et curé de St Maclou de cette ville mourut le 25e jour memorable pour la ville de Rouen.

RELATION

OU

Recit veritable des desordres arrivés
en la Ville & Fauxbourgs de Roüen,
& lieux adjacents; par le Tonnerre,
les Vents & la Grefle, le vingt-cin-
quiéme jour de Iuin 1683.

L E Vendredy vingt cinquiéme jour de Iuin de cefte pre-
fente année 1683 environ fur les cinq heures & demie
du foir, jufques entre fix à fept heures que commença la
tempefte, le Ciel fut tellement agité des éclairs, qu'il paroiffoit eftre tout en feu, de forte que le Tonnerre, les Vents
& l'Orage ayant commencé, cela dura environ une heure,
mais l'effort ne dura pas plus de demie, & pendant ce
temps-là, il tomba de la grefle d'une extréme & prodigieufe
groffeur, & en fi grand nombre, accompagnée du Foudre
& des Vents, tellement impetueux, qu'il fembloit que ce
devoit eftre le dernier jour du monde.

Il a efté remarqué, qu'il y avoit de quatre fortes de grefles:
La premiere eftoit de la groffeur d'une noifette: la feconde
de la grandeur d'un demy patagon en corniche: la troifiéme

d'un patagon, de mefme forte que la feconde, & de l'é-
paiffeur d'un poulce : la quatriéme d'une prodigieufe groffeur eftoit environ comme un œuf de poulle, mais entourées
de pointes carrées & aiguës : & l'on a remarqué qu'il y
avoit un nœud en forme d'œil enfermé au milieu, lequel
paroiffoit vifiblement. C'eft ce qui a efté veu par les per-
fonnes curieux d'en avoir brifé, aprés les avoir pefées, &
en avoir trouvé d'un quart, demie livre, trois quarts, &
mefme jufqu'à une livre. Elle eftoit tellement dure à fondre,
qu'il s'en eft encore trouvé le Dimanche dans des caves &
dans des foffes des ruës, dans lefquelles elle s'eftoit confervée.

Ce ne feroit rien fi cela n'avoit produit un méchant effet,
mais toute la Ville en a reffenti les efforts : N'y ayant point
d'Eglifes, de Convents, ny de Maifons, qui n'en ayent efté
endommagées : Mais à vray dire, les unes plus, les autres
moins, & le Chafteau du Vieil Palais en a auffi reffenti les
effets, y ayant eu plufieurs logemens de Soldats abbatus, &
autres dommages.

L'Eglife de Noftre-Dame, cet éminent édifice, eft une des
plus endommagées ; Le haut du maiftre Portail s'eftant
renverfé fur la voute, quoy qu'elle foit couverte de plomb,
n'a pas laiffé d'en eftre extrémement brifée, eftant percée
par differents endroits ; & le debris eftant tombé fur les
Orgues en a ruiné une partie, & a mis ce qui en eft demeuré
en un mauvais eftat.

Ce débris a auffi obligé le Curé & les Preftres de S.
Eftienne (qui eft une petite Eglife enfermée dans Noftre-

Dame) à celebrer leur Service dans un autre lieu, n'y ayant plus de feureté pour eux ny pour les Parroiffiens.

En outre, il y a quantité de vitres peintes & de confideration brifées ; & les tuiles de deffus la Bibliotéque & autres lieux font renverfées : De forte que l'on ne peut eftimer à quoy fe peut monter le dommage de cette Illuftre Cathedrale.

L'Abbaye Royale de Saint Ouen eft plus endommagée qu'elle ne paroift, car outre la couverture de l'Eglife, & les vitres ruinées, il y a grand defordre au dedans de la Maifon.

L'Eglife des RR. PP. Iefuites n'en a pas efté auffi exempte : car la couverture qui est d'ardoife eft abbatue & percée plus de dix pieds en longueur et quatre en largeur, & le refte des ardoifes bien offenfees ; le defordre s'eftant auffi eftendu jufques dans l'Eglife.

En fuite, l'Eglife de S. André eft une des plus endommagées, le clocher, qui eftoit une Tour de pierre, admirée pour fa ftrufture, avec un petit Piramide auffi de pierre, eft tombé deffus l'Eglife, & a ruiné & renverfé toute la voûte de la nef, brifé le refte de la couverture de l'Eglife, & toutes les vitres font caffées ; Ce qui a auffi obligé le Curé & les Preftres à celebrer le Service dans l'Eglife Collegiale de S. George, qui eft auffi endommagée, le clocher ayant efté enlevé des vents, la couverture brifée, & les vitres caffées.

Saint Michel, qui avoit un trés-beau Piramide pofé au

deſſus de la tour de pierre où ſont les cloches en a auſſi reſſenti les efforts : ledit Piramide ayant eſté enlevé par le vent, & eſt tombé debout dans la ruë ſans offenſer l'Egliſe, mais en ſe renverſant il a briſé & abbatu une maiſon voiſine.

L'Egliſe Saint Laurent eſt auſſi une des plus endommagées, y ayant une tour de pierre pour clocher, où il y avoit un Piramide auſſi de pierre, lequel ayant eſté renverſé eſt tombé ſur la voûte de l'Egliſe, & l'a percée & briſée. Il y a auſſi du dommage à la couverture & aux vitres.

Saint Lo, cette trés-ancienne Egliſe, n'eſt pas des moins offenſées, une partie des vitres priſées pour leur belle peinture, ayant eſté renverſées, & meſme de la maſſonnerie deſdites vitres.

Le clocher de S. Vivien, qui eſt une groſſe tour de pierre, a eſté grandement ébranlée, & les tuiles & les vitres de l'Egliſe caſſées.

Il ſeroit trop long de vous citer toutes les Egliſes en particulier, le nombre en eſtant trop grand ; aprés vous avoir parlé des plus endommagées, il ſuffit de vous dire qu'il n'y en a eu aucunes exemptes de cette tempeſte : la pluſpart des tuilles & ardoiſes des couvertures eſtans briſées, & les vitres caſſées.

Les Convents des Religieux & Religieuſes, au nombre de plus de trente dans la Ville & Fauxbourgs, n'en ont pas plus eſté exempts : ayant eu toute la couverture de leurs Egliſes endommagées, leurs vitres caſſées, & leurs Iardins ruinez : ce qui leur eſt grandement prejudiciable, tant pour les legumes qu'ils en receüillent, qu'autres chofes pour leurs neceffitez.

Les plus beaux édifices, auffi bien que les maifons des Bourgeois, ont auffi grandement efté offenfez en leurs couvertures d'ardoifes & de tuilles, aux cheminées, & en leurs vitres.

A Saint Gervais hors la Ville, outre le dommage arrivé au clocher, à la couverturé de l'Eglife & aux vitres ; il y avoit grand nombre de Noyers dans le Cimetiere qui eft trés-grand : & bien qu'il y en euft d'une extrême groffeur, ils ont efté déracinez & renverfez par terre, les branches brifées & rompues en morceaux, n'y en ayant pas un exempt, en eftant neantmoins refté de bout quelques petits nouveaux plantez.

Les Maifons de la Santé, au mefme Fauxbourg, en ont efté auffi grandement endommagées aux couvertures, & autres reparations.

La Vallée de Deville audit Fauxbourg de Cauchoife, & une autre Vallée hors le Fauxbourg Martainville, entre les Rivieres de Robec & d'Aubette, d'où l'on apporte à la Ville la plufpart des legumes, falades, herbes potageres, & autres neceffitez jardinieres, font entierement ruinées. Ce qui eft d'un notable prejudice aux Bourgeois & Habitans de la Ville.

Pendant tout ce temps d'orage, outre la confternation qui eftoit par toute la Ville, c'eftoit toute autre chofe du cofté de la Riviere ; & il eftoit pitoyable de voir perir & noyer pluſieurs perſonnes ſans les pouvoir ſecourir. Pluſieurs barques & bâteaux ayant eſté briſez & coulez à fonds : une partie des perſonnes qui eſtoient dedans ont eſté noyez : les autres ayans eu aſſez de bon-heur de ſe pouvoir ſauver dans une ſi rude tempeſte.

Cet Orage s'eſt étendu preſque une lieuë et demie en longueur, & environ trois ou quatre lieuës en largeur : & en outre le dommage arrivé aux Egliſes & aux maiſons, il y a eu grand nombre d'arbres déracinez par les vents & coupez par la greſle. Les Terres chargées de bleds, ſeigles & autres grains, ſont entierement deſolées.

Aprés toutes ces choſes extraordinaires, il eſt à remarquer que Dieu s'eſt rendu le maiſtre en cette tempeſte : n'y ayant eu dans tous ces débris, que deux ou trois perſonnes bleſſées ; où il pouvoit y avoir grand nombre de morts & bleſſez.

C'eſt dont nous devons remercier Dieu, & le prier de nous pardonner nos pechez, qui peuvent eſtre la cauſe d'un ſi funeſte deſordre.

FIN.

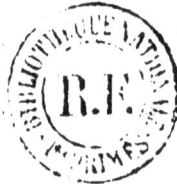

www.ingramcontent.com/pod-product-compliance
Lightning Source LLC
Chambersburg PA
CBHW050458210326
41520CB00019B/6259